Dr. med. Andreas Ganz
Bernhard Johannes Schmidt

AF171584

KLARTEXT kompakt

Das ASPERGER Syndrom

für Ärzte

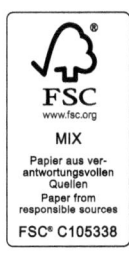

Dr. med. Andreas Ganz
Bernhard J. Schmidt

KLARTEXT kompakt
Das ASPERGER Syndrom
für Ärzte

© 2016 Bernhard J. Schmidt,
Bad Reichenhall
Alle Rechte vorbehalten.

ISBN: 9783739240893

Herstellung und Verlag:
BoD – Books on Demand, Norderstedt.

Bibliografische Information der Deutschen Nationalbibliothek:
Die Deutsche Nationalbibliothek verzeichnet diese Publikation
in der Deutschen Nationalbibliografie; detaillierte bibliografische
Daten sind im Internet über http://dnb.dnb.de abrufbar.

Mit Autisten reden – nicht über Autisten!

Mit Autisten forschen – nicht über Autisten!

Mit Autisten planen – nicht über Autisten hinweg!

Für
Katja

Inhaltsverzeichnis

I. Vorwort..7
II. Theorie...12
   Das Asperger Syndrom – für Ärzte......................6
    1 Kommunikation..12
      1.1 Fehlen der unbewussten Gruppenkommunikation..................................13
    2 Sensorische Besonderheiten.............................15
      2.1 Hypersensibile Exterozeption....................15
      2.2 Hyposensible Propriozeption 16
    3 Diathese-Stress-Modell....................................17
    4 Weitere Folgen...19
      4.1 „Intolerance of uncertainty" 19
      4.2 „Insistence on sameness"..........................20
    5 Neue Sichtweise als Zusammenfassung...........20
III. Praxis...21
    1 Barrierefreiheit...24
    2 Kommunikation..28
    3 Anamnese / Diagnose......................................30
      3.1 Bei vorliegender Autismus-Diagnose 30
      3.2 Bei mehreren Krankheiten aus dem Angst/Stress-Komplex 31
    4 Behandlung..31
IV. Nachwort..33

Das Asperger Syndrom – für Ärzte

I. VORWORT

Beim Lesen des Buchtitels wird vielen Ärzten spontan der Gedanke durch den Kopf gehen: „Das geht mich nichts an, ich habe ja keine Autisten in der Praxis." Genau hier liegt bereits ein großer Teil des Problems bei der Gesundheitsversorgung von Menschen aus dem autistischen Spektrum. Mit einer Prävalenz von ca. 0,5 Prozent sollte zumindest dieser Prozentsatz an Autisten in jeder Praxis vertreten sein. Beachtet man dann aber noch das stark erhöhte Risiko zu erkranken, müsste der Patientenanteil eigentlich bei ca. ein bis zwei Prozent liegen – abhängig von der Fachrichtung.

Über die letzten Jahre zeigten Studien wiederholt eine deutlich reduzierte „Health Related Quality of Life" bei Autisten. Wie gravierend die gesundheitlichen Probleme bei Menschen aus dem autistischen Spektrum sind, zeigt nun eine sehr große und aktuelle Studie:

„Results: During the observed period, 24 358 (0.91%) individuals in the general population died, whereas the corresponding figure for individuals with ASD was 706 (2.60%; OR = 2.56; 95% CI 2.38–2.76). Cause-specific analyses showed elevated mortality in ASD for almost all analysed diagnostic categories. Mortality and patterns

for cause-specific mortality were partly moderated by gender and general intellectual ability.
Conclusions:
Premature mortality was markedly increased in ASD owing to a multitude of medical conditions."
[Premature mortality in autism spectrum disorder; Tatja Hirvikoski, Ellenor Mittendorfer-Rutz, Marcus Boman, Henrik Larsson, Paul Lichtenstein, Sven Bölte; The British Journal of Psychiatry Nov 2015, DOI: 10.1192/bjp.bp.114.160192]

Und so kommt Prof. Dr. Bölte im „British Journal of Psychiatry" zu dem Schluss:
*"Wir konnten zeigen, dass Personen mit Autismus-Spektrum-Störung (ASS) ein höheres Sterblichkeitsrisiko bei fast allen Todesursachen haben, **weshalb alle medizinischen Fachbereiche Kenntnisse über den Autismus benötigen"***
Zitiert nach http://psylex.de/entwicklung/autismus/sterblichkeit.html

Bei einer ständig steigenden Prävalenz und natürlich zugleich Zahl diagnostizierter Autisten muss die medizinische Versorgung dieser Menschen dringend verbessert werden. Ziel sollte sein, dass es bundesweit und in Abhängigkeit von der jeweiligen Einwohnerzahl entsprechende spezialisierte allgemeinärztliche Praxen gibt. Diese können dann sowohl als erste Anlaufstelle für

Vorwort

Autisten als auch als Vermittler an entsprechende Fachärzte mit begleitender Information über die speziellen Bedürfnisse des autistischen Patienten dienen.
In Zahnarztpraxen wird schon jetzt zumindest Angstpatienten besondere Aufmerksamkeit gewidmet.
Aber leider wird bisher nur Zahnbehandlungsangst mit den daraus resultierenden Folgen wahrgenommen:
„Zahnärzte sind täglich mit Zahnbehandlungsängsten unterschiedlicher Intensität konfrontiert. Laut einer Untersuchung zur Prävalenz der Zahnbehandlungsphobie in deutschen Standardzahnarztpraxen erfüllten allerdings nur 0,5 % die Kriterien einer Phobie. Der Zahnarzt trifft häufig erst im Notdienst auf solche Patienten. Dann besteht bereits dringender Behandlungsbedarf, eine schonende schmerzlose Behandlung ist nicht immer möglich und so werden diese Notdienstbesuche oft zu einer weiteren Bestätigung im Teufelskreis der Angst."
[Lenk M, Berth H, Joraschky P, Petrowski K, Weidner K, Hannig C: Fear of dental treatment—an underrecognized symptom in people with impaired mental health. Dtsch Arztebl Int 2013; 110(31–32): 517–22. DOI: 10.3238/arztebl.2013.0517]

Doch sind die Probleme von Autisten, die einem Arztbesuch entgegenstehen, viel weitreichender und komplexer. Für Asperger Autisten sind Angst und Stress zentrale Probleme – aber sie sind nicht einfach eine weitere Gruppe von Angstpatienten! Die Angst ist nicht beschränkt auf die Behandlung.

Angst und Stress hindern Autisten zum einen nicht nur am Besuch von Zahnärzten, sondern eines Arztes egal welcher Fachrichtung überhaupt. Zum anderen sind Angst und Stress zugleich auch Ursache für viele Erkrankungen, wie durch das Diathese-Stress-Modell dargestellt werden wird. Dieses kann zugleich sowohl bei der Anamnese und Diagnose wie auch der Behandlung hilfreich sein.

Wie schon in den anderen Bänden der Reihe „*Klartext kompakt. Das Asperger Syndrom*", so wird auch hier weitgehend auf die Angabe von Quellen und Studien verzichtet. Die zugrundeliegenden Ausführungen mit den wissenschaftlichen Grundlagen finden Sie in den Büchern aus der Reihe „Bernhard J. Schmidt: *Autist und Gesellschaft. Ein zorniger Perspektivenwechsel*".

Weitere Informationen und **Behandlungsleitlinien** zum kostenlosen Download finden Sie zudem unter

www.barrierefrei.online

Auf dieser Internetseite können Sie auch ihre Praxis eintragen, nachdem Sie diese barrierefrei für Autisten eingerichtet haben.

Und auch wenn in diesem Buch durchgängig bei Bezeichnungen die männliche Form verwendet wird, so dürfen nicht die autistischen Mädchen und Frauen aus dem Auge gelassen werden. Schon die notwendigen Vorsorgeuntersuchungen stellen leider für viele Autistinnen eine große Hürde dar!
So sollten niedergelassene Ärzte in allen Fachbereichen mit Autisten in entsprechender Zahl konfrontiert sein – oder darauf hinarbeiten.

II. THEORIE

Obwohl in den bisherigen Diagnosekriterien von Autismus als „Beeinträchtigung der sozialen INTERaktion und KOMMUNikation" die Wechselwirkung zwischen mindestens zwei Seiten enthalten ist, wurde Autismus bisher nur isoliert und intrapersonell und u.a. mit den Mitteln der Kognitionspsychologie betrachtet.
Der hier dargelegte Ansatz beruht dagegen auf einer interpersonellen, sozial-psychologischen Perspektive.

Angst und Stress verursachen somatische wie auch psychische Probleme / Erkrankungen und verhindern zugleich die Behandlung!
Dabei sind es zwei Bereiche, die für die Entstehung von Angst und Stress im Unterschied zu Neurologisch Typischen Menschen (NT-Menschen) verantwortlich sind. Es ist zum einen ein ausgeprägter Unterschied in der Kommunikation als auch zum anderen in der sensorischen Wahrnehmung.

1 Kommunikation

Seit den 1950er Jahren zeigt die Sozial-Psychologie, dass NT-Menschen zu einem Großteil unbewusst und nonver-

bal miteinander kommunizieren. Diese Kommunikation funktioniert über Mimik, Gestik, die Imitation der Körperhaltung, Bewegung und auch Stimmmelodie des Gegenübers, durch Synchronisierung ...
Als Trägermedium für die unbewusste Gruppenkommunikation und soziale „Fellpflege" (grooming) dienen Klatsch und Tratsch, aus denen die Kommunikation von NT-Menschen zu ca. 70% besteht.
Diese unbewusste Gruppenkommunikation dient sowohl der automatischen Orientierung, also als „Autopilot", als auch als Energiesparmodus. Gleichzeitig wird über die unbewusste Gruppenkommunikation die Zugehörigkeit zur Eigengruppe und die Abgrenzung zu Fremdgruppen hergestellt. Diese Gruppenprozesse dienen zu einem nicht unerheblichen Teil auch der Angstvermeidung bzw. dem Abbau von Angst.

1.1 Fehlen der unbewussten Gruppenkommunikation

Bei Autisten fehlt diese unbewusste Gruppenkommunikation. Das heißt, dass Autisten ihr Gegenüber weder imitieren noch Mimik oder Gestik deuten können.
Es bedeutet auch, dass die Kommunikation von Autisten sich deutlich von NT-Menschen unterscheidet, weil Klatsch und Tratsch wegfallen und reine Sachinformation

kommuniziert wird. Dadurch erscheinen Autisten häufig als sehr schweigsam – aber auch als unfreundlich, weil die kommunikative „Fellpflege" unterbleibt.
Die Sprachmelodie von Autisten ist dadurch häufig monoton und die Körperbewegungen erscheinen hölzern. Für Autisten bedeutet dies

1.) Kein Autopilot, d.h. dass sich Autisten nicht am Verhalten der Gruppe orientieren können. Sie müssen sich also selber immer und aktiv orientieren und strukturieren.
2.) Keine unbewusste Gruppen-Zugehörigkeit und damit keine Teilnahme am Angstvermeidungsverhalten von sowie Angstabbau durch Gruppen.
3.) Kein Energiesparmodus, sondern eine energiezehrende aktive Bewältigung der Aufgaben und Herausforderungen der Umgebung.
4.) Zudem erscheint das Verhalten von Mitmenschen häufig als irrational, unvorhersehbar und beängstigend.
5.) Auch widerfährt Autisten aufgrund der fehlenden unbewussten Gruppenkommunikation häufig Ausgrenzung, Marginalisierung und Mobbing.

Bereits all diese Punkte führen bei Autisten zu hohen Ausprägungen von Angst und Stress, wie etliche Studien gezeigt haben. Hinzu kommen jedoch noch die sensorischen Besonderheiten bei Autisten.

2 Sensorische Besonderheiten

Bei der Kürze der Darstellung sei vereinfachend unterschieden zwischen einer sensorischen Hyper- und Hypo-Sensibilität. Hierbei liegt eine Hypersensibilität vor allem im Bereich der Sinne, also Sehen, Hören, Riechen und Tast-/Berührungssinn vor. Eine Hyposensibilität jedoch bei der Propriozeption.

2.1 Hypersensibile Exterozeption

Für die Entstehung von Stress aber auch von Phobien zeichnet zu einem großen Teil die hypersensible Wahrnehmung verantwortlich. Diese beruht vor allem auf einer Filterschwäche, d.h. dass irrelevante oder störende Reize nicht ausgeblendet werden. So werden Umgebungsreize, die NT-Menschen nicht wahrnehmen, von Autisten nicht nur wahrgenommen, sondern häufig sogar als schmerzhaft oder irritierend.

Diese Hypersensibilität bezieht sich zum einen auf akustische Reize, die von Autisten so wahrgenommen werden, als wenn NT-Menschen mit einem zu laut gestellten Hörgerät ausgestattet wären. Und wie auch bei Hörgeräten fällt das Herausfiltern von akustischen Signalen (z.B. eines Gesprächspartner gegen Hintergrundgeräusche =

Partyfilter) schwer. Geräusche wie das Ticken einer Uhr, von NT-Menschen häufig unbemerkt, kann von Autisten schon als sehr ablenkend und irritierend wahrgenommen werden.

Gerade im Bereich der Arztpraxis ist die hypersensibile olfaktorischen Wahrnehmung von Autisten von zentraler Bedeutung. Dies fängt schon im Wartezimmer mit den teilweise unangenehmen Gerüchen der anderen Patienten an und geht weiter zu den Gerüchen von Desinfektionsmitteln etc., mit denen Autisten in Praxen konfrontiert werden.

Beim Sehsinn sind es vor allem zu helles Licht und flackernde Lampen, die für Autisten sehr störend bis schmerzhaft sind.

Aber auch die Beachtung der Berührungsempfindlichkeit, die dazu führt, dass Berührungen häufig als unangenehm bis schmerzhaft empfunden werden, ist für die Behandlung von Autisten wichtig.

2.2 Hyposensible Propriozeption

Zwar nicht für die Entstehung von Angst und Stress, aber für die Diagnostik wichtig, ist die häufig beschriebene Hyposensibilität der Propriozeption. So werden von Autisten Hitze und Kälte nicht entsprechend wahrgenommen und es fehlt häufig an Schmerzwahrnehmungen auch z.B. bei Zahnproblemen. Dadurch ist die Eigen- und Schmerzwahrnehmung von Autisten leider recht unzuverlässig für die Diagnostik. Wenn also ein Autist keine Schmerzen hat, dann bedeutet dies noch lange nicht, dass keine Erkrankung/Schädigung vorliegt.

3 Diathese-Stress-Modell

Leider wurde bisher Autismus und evtl. auftretende Komorbiditäten rein statisch betrachtet.
Um die Wirkungszusammenhänge zu verstehen ist jedoch, wie schon in anderen Bereichen seit langem üblich, ein Diathese-Stress-Modell notwendig.

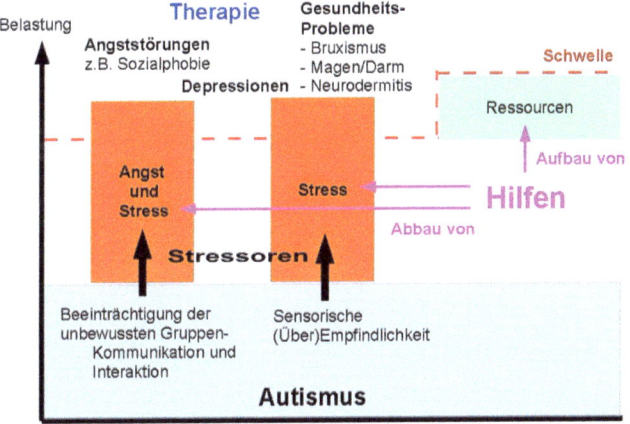

Deutlich wird an diesem Modell, dass Autismus, wenn auch zur Zeit noch anders wahrgenommen, KEINE Krankheit ist. Autismus ist eine, vor ein, zwei Jahrhunderten noch evolutionär sinnvolle Variante menschlicher Existenz (Neurodiversität).
Die bei Autisten häufig auftretenden Probleme entstehen also in Abhängigkeit vom sozio-kulturellen Umfeld und vor allem vermittelt durch Angst und Stress.
Auf die Auswirkungen von Stress auf die Gesundheit z.B. durch eine negative Beeinflussung des Immunsystems wird hier nicht näher eingegangen.
Mögliche gesundheitliche Probleme als Folge von Angst und Stress sind:

- psychische Störungen wie Depressionen, Angststörungen, Sozialphobie, ...
  Das Auftreten von Depressionen und einhergehende Suizidgefährdung sollte in keinem Fall unterschätzt oder übersehen werden!

"Personen mit ASS aber ohne intellektuelle Beeinträchtigung zeigten ein höheres Sterblichkeitsrisiko durch eine spezifische Ursache: Suizid.
'Es gibt eine sehr klare Verbindung zwischen ASS ohne intellektuelle Behinderung und einem erhöhten Suizidrisiko', sagte Dr. Hirvikoski. 'Die klinischen Richtlinien

für suizidale Patienten müssen unbedingt bei Personen mit ASS befolgt werden.'

Quelle: http://psylex.de/entwicklung/autismus/sterblichkeit.html

- somatische Erkrankungen wie
  - Neurodermitis,
  - Magen-/Darm-Probleme,
  - Zahnschädigungen,
  - Kopfschmerzen/Migräne durch Verspannungen der Rücken-/HWS-Muskulatur
  - ...

Diese treten häufig, was aufgrund der gleichen Ursachen Angst und Stress nicht verwundern mag, in Kombination auf.

4 Weitere Folgen

Für das Verständnis von Asperger Autisten im Praxisumfeld ist das Wissen um zwei weitere Punkte wichtig:

4.1 „Intolerance of uncertainty"

Aufgrund des fehlenden Autopiloten, also der fehlenden unbewussten Orientierung an der Gruppe, müssen Autisten ihre Welt immer selber und neu strukturieren. Dadurch tritt häufig eine stark ausgeprägte Intoleranz gegen

Ungewissheit/Unsicherheit auf. Denn neue, unerwartete Situationen werfen alle Pläne und Strukturen über den Haufen und können dann leicht zu einer Überforderung im Umgang mit der jeweiligen Situation führen.

4.2 „Insistence on sameness"

Aus dem gleichen Grund beharren Autisten häufig auf Gleichheit, also auf gleiche Abläufe und Strukturen. In jedem Fall aber erleichtern gleiche Strukturen und Abläufe die Orientierung und senken somit Angst und Stress.

5 Neue Sichtweise als Zusammenfassung

Vor dem Wechsel zum praktischen Teil als Zusammenfassung eine Grafik zu den unterschiedlichen Kommunikationsarten von NT-Menschen und Autisten:

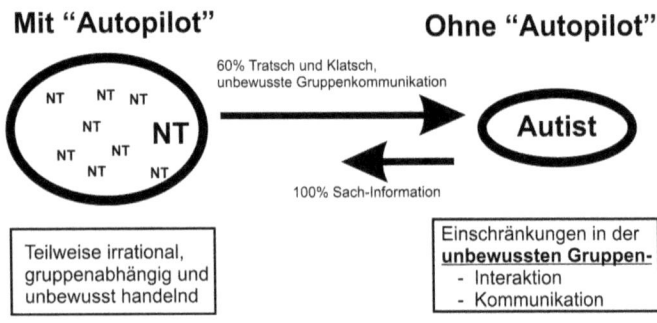

III. PRAXIS

Das bisher dargestellte sollte auf die ärztliche Praxis in drei Bereichen Auswirkungen haben.
Es ist zum einen das Bemühen um die Schaffung eines barrierefreien Zugangs zur Praxis für Menschen aus dem autistischen Spektrum. Was z.B. für Menschen mit Körperbehinderung schon seit Jahren durch entsprechende bauliche Maßnahmen gewährleistet ist, muss in naher Zukunft auch durch vergleichsweise geringe Modifikationen der Praxisorganisation auch für Autisten erreicht werden. Erfahrungen mit der Reduzierung psychischer Barrieren gibt es bereits in Zahnarztpraxen im Umgang mit Angstpatienten. Das Bewusstsein sowohl für die Probleme dieser Patienten als auch die Notwendigkeit entsprechende Barrieren zu entfernen, um den Arztbesuch zu ermöglichen, sind hier bereits vorhanden.
„In den Industrieländern leiden etwa 5–15 % der Erwachsenen an pathologisch hoher Zahnbehandlungsangst, so dass sie sich nur bei starken Schmerzen überwinden können, zahnärztliche Hilfe in Anspruch zu nehmen. Rund 3 % meiden den Zahnarztbesuch gänzlich. Betroffene leiden an schweren zahnmedizinischen Folgeerkrankungen und deren psychosozialen Auswirkungen. **Häufig werden Patienten mit einer Phobie**

erst nach jahrelanger Vermeidung erkannt. **Massive Schäden der Zähne sind die Folge.** *Untersuchungen an hoch zahnbehandlungsängstlichen Patienten ergaben neben der deutlich schlechteren Mundgesundheit starke Einschränkungen mundgesundheitsbezogener Lebensqualität. Thomb et al. ermittelten bei Zahnbehandlungsphobikern, die über lange Jahre hinweg den Besuch beim Zahnarzt vermieden hatten, im Mittel acht behandlungsbedürftige Zähne. Viele Phobiker schämen sich für den Zustand ihres Gebisses und vermeiden es, in der Öffentlichkeit zu sprechen oder zu lachen, einige ziehen sich aus dem sozialen Leben zurück.* **Die Angst vor dem Zahnarztbesuch ist so groß, dass massive Schmerzen ertragen und zwingend notwendige Behandlungen hinausgezögert werden."**

[Lenk M, Berth H, Joraschky P, Petrowski K, Weidner K, Hannig C: Fear of dental treatment—an underrecognized symptom in people with impaired mental health. Dtsch Arztebl Int 2013; 110(31–32): 517–22. DOI: 10.3238/arztebl.2013.0517]

Auf den ersten Blick scheinen die Probleme von Autisten die gleichen zu sein wie von Angstpatienten. Mit dem Resultat, dass sie häufig erst gar nicht in der Praxis erscheinen.

Doch dieser Eindruck täuscht, denn die Probleme für Asperger Autisten sind deutlich komplexer, beziehen sich nicht nur auf die Behandlung oder den Zahnarztbesuch. Zwar kann natürlich auch bei Autisten zusätzlich eine Behandlungsangst vorliegen, aber aufgrund niedriger Schmerzwahrnehmung ist die Behandlung für Autisten häufig nicht das zentrale Problem, sondern das Behandlungsumfeld. Und das nicht nur beim Zahnarzt, sondern in allen Arztpraxen.

Als zweiter Punkt ist die Beachtung der genannten Besonderheiten bei der Anamnese und Diagnose zu nennen. Diese sollte sich in zwei Richtungen auswirken. Zum einen so, dass bei diagnostizierten Autisten verstärkt alle stressbedingten Krankheiten abgefragt werden. Häufig treten diese Erkankungen zusammen auf. Zum anderen bei Patienten, die zwar keine Autismus-Diagnose haben, aber den entsprechenden Krankheitskomplex aufweisen, sollte gerade bei älteren Patienten Autismus als mögliche Ursache berücksichtigt werden (siehe auch die Behandlungsleitlinien auf www.barrierefrei.online).

Als dritter Punkt ist bei der Behandlung die Berücksichtigung von Angst und Stress als Ursache notwendig. Eine Behandlung von den aufgezeigten Erkrankungen bei Autisten ohne eine einhergehende Reduzierung von Angst und Stress kann nicht erfolgreich sein.

1 Barrierefreiheit

Anders als bei Menschen, die z.B. auf einen Rollstuhl angewiesen sind, braucht es für die Barrierefreiheit für Menschen mit psychischen Barrieren im wesentlichen nur geringfügige Änderungen der Praxisorganisation sowie Verständnis für die besonderen Wahrnehmungen, Verhaltensweisen und spezielle Art der Kommunikation von Menschen aus dem autistischen Spektrum.
Um diese Besonderheiten darzustellen, werden sie im folgenden teilweise Fragen aus dem HAF (Hierarchischer Angstfragebogen) nach Prof. Jöhren bei Zahnärzten entgegen gestellt.
Wichtigste Regel ist natürlich, bedingt durch Angst und Stress als Hauptprobleme bei Asperger Autisten, die

Vermeidung von Angst und Stress!

Schon bei der Vereinbarung und Wahrnehmung eines Arzttermins fangen für viele Asperger Autisten die Probleme an!

- Terminvereinbarung

Autisten haben häufig Schwierigkeiten mit Telefonieren. Schon hier ist also die erste Hürde für einen Praxisbesuch. Doch diese lässt sich einfach beseitigen, indem Sie

Terminvereinbarung per Email ermöglichen!

Mit der spontanen Kommunikation am Telefon sind Autisten häufig überfordert, so dass sie Termine vereinbaren, die sie nicht einhalten können. Diese Termine dann zu korrigieren bzw. abzusagen, den Telefonhörer wieder zur Hand zu nehmen und die Arztpraxis anzurufen, bedeutet einen sehr hohen Aufwand. Die Vereinbarung eines Termins per Email dagegen ist stressfrei.

- Wartezimmer

Für Autisten stellt das Wartezimmer eine ganz besondere Herausforderung dar.
Die HAF-Frage lautet: *„Sie sitzen im Wartezimmer und warten darauf, aufgerufen zu werden. Wie fühlen Sie sich?"*
Doch das Problem für Autisten ist nicht das Warten auf die Behandlung, sondern das Wartezimmer aufgrund von
   1.) Sozialphobie,
   2.) hypersensibler olfaktorischer Wahrnehmung und
   3.) der „intoleranz of uncertainty".

Aufgrund des fehlenden „Autopilot", also der fehlenden unbewussten Gruppenkommunikation, sowie erfahrener Ausgrenzung und Mobbing haben Autisten häufig auch eine Sozialphobie. Das enge Zusammensein mit anderen Menschen in einem Raum erzeugt bei ihnen also Angst und Stress.
Hinzu kommt die olfaktorische Wahrnehmung der Körpergerüche der anderen Patienten, insbesondere im Sommer, was zu einem ausgeprägten Unwohlsein beiträgt.
Die Ungewissheit im Wartezimmer, wann man dran kommt, wann die Behandlung beginnt, führt zu weiterem Stress. Daraus folgt:

Am besten Termin ohne Wartezeit im Wartezimmer.

Dies alles hat nichts (im Gegensatz zum Angstpatienten) mit der Behandlung als solcher zu tun. Ein Termin direkt als erster Patient am Morgen oder nach der Mittagspause ohne Wartezeit dient der Reduzierung von Angst und Stress.

- Behandlungszimmer

Ungewohnte Umgebungen und Veränderungen stellen für Autisten eine große Herausforderung dar. Eine vertraute

Umgebung dagegen gibt Sicherheit und trägt zur Reduzierung von Angst und Stress bei.
Aufgrund der „Insistence on sameness" folgt:

Am besten immer das gleiche Behandlungszimmer.

– Reduzierung von sensorischen Reizen

Sicherlich ist dies der Punkt, der am schwierigsten umzusetzen ist. Doch alleine das Wissen, dass Autisten ihre Umwelt viel intensiver wahrnehmen und störende Reize nicht herausfiltern können, ist hilfreich.
Je weniger sensorische Reize in der Praxis vorhanden sind, umso geringer ist der Stress für den autistischen Patienten. Auch hier unterscheiden sich Autisten deutlich von Angstpatienten.
HAF-Frage: *„Stellen Sie sich vor, Sie betreten das Behandlungszimmer und **riechen** den typischen Geruch."*
und
HAF-Frage: *„Stellen Sie sich vor, Sie **hören** das typische Geräusch des Bohrers – wie fühlen Sie sich?"*
Bei Autisten ist das Problem nicht (allein) die Verbindung zwischen Wahrnehmung und Behandlung, wie beim HAF angenommen, sondern die Wahrnehmung aufgrund der Hypersensibilität als solche. Also unabhängig von einer speziellen Behandlung einer speziellen Fachrichtung.

Zu den als unangenehm empfundenen Reizen gehören zudem auch Berührungen des Körpers, der Haut. Diese sollten also so wenig wie möglich erfolgen und immer vorher angekündigt werden.

2 Kommunikation

Wie bereits dargelegt, kommunizieren Autisten anders. Sowohl für das Verständnis des autistischen Patienten und um Missverständnisse zu vermeiden, als auch die Behandlung optimal durchführen zu können, ist dies von zentraler Bedeutung.
Bei Autisten fällt der bei NT-Menschen stark ausgeprägte Klatsch und Tratsch, also der „small talk", weg. Auch kommunizieren Autisten nicht unbewusst über Mimik, Gestik etc.
Daraus folgt für die Praxis:

– **kein Smalltalk**

Während NT-Patienten Smalltalk als positiv und Angst abbauend wahrnehmen, erzeugt dieser bei Autisten Stress. Gut gemeinter Klatsch und Tratsch erreicht also bei Autisten das genaue Gegenteil.

Zudem fällt es Autisten schwer, aus einer diffusen Mischung aus Smalltalk und Sachinformation die relevante Sachinformation herauszufiltern.

- **statt dessen klare Kommunikation der nächsten Aktion**

Um Missverständnisse zu vermeiden, Informationen klar zu übermitteln und Angst und Stress beim autistischen Patienten zu verringern ist ein möglichst klare, sachbezogene und durchgehende Kommunikation notwendig.
Am Beispiel von Fragen aus dem HAF für Angstpatient sei dies hier dargestellt:
HAF-Frage: *„Zusammen schauen Sie sich die Röntgenaufnahmen an und **besprechen**, was zu tun ist."*
HAF-Frage: *„Der Zahnarzt **erklärt Ihnen**, dass Sie eine Karies haben und dass er diese jetzt behandeln will."*
Also eine sachbezogene Kommunikation mit dem autistischen Patienten über die bevorstehenden Schritte, und eben nicht:
HAF-Frage: *„Er verändert die Stellung des Stuhls und bereitet eine Spritze vor."*
Bei Autisten ist das Unvorhersehbare und Unvorhergesehene Ursache für Angst und Stress!
Also sollten immer die nächsten Aktionen ankündigt werden, insbesondere bei Berührungen.

3 Anamnese / Diagnose

Die Berücksichtigung von Angst und Stress als Hauptprobleme von Asperger Autisten und zugleich Ursache für viele Erkrankungen ist von zentraler Bedeutung bei der Anamnese und Diagnose. Und dies in zwei Richtungen, abhängig davon, ob eine Autismus-Diagnose bereits vorliegt oder nicht.

3.1 Bei vorliegender Autismus-Diagnose

Beim Vorliegen einer Autismus-Diagnose sollten unabhängig von der Fachrichtung alle in Frage kommenden Krankheiten abgefragt werden! Diese sind insbesondere

1. Neurodermitis
2. Magen-/Darm-Probleme
3. Kopfschmerzen/Migräne
4. Rückenschmerzen
5. Zahnprobleme
6. Angststörungen
7. Sozialphobie
8. und insbesondere **Depressionen**
9. …

Gegebenenfalls sollte der autistische Patient dann (zusammen mit der Mitteilung der autismusspezifischen Anforderungen an die Behandlung) an entsprechende Fachärzte überwiesen werden.

3.2 Bei mehreren Krankheiten aus dem Angst/Stress-Komplex

Gerade ältere Patienten, die zu einer Zeit aufgewachsen sind als Autismus noch nicht im Bewusstsein war, haben zwar keine Diagnose, leiden aber unter den entsprechenden Krankheiten. Eine Kombination aus Neurodermitis, Sozialphobie/Angststörungen und Depressionen ist hier nicht selten.
Für die Behandlung als auch das Verständnis der Wirkungszusammenhänge ist dann die Abklärung notwendig, ob der Patient aus dem autistischen Spektrum ist.
Eine Diagnose führen entsprechend spezialisierte Kliniken durch.

4 Behandlung

Auch bei der Behandlung muss natürlich die Reduzierung von Angst und Stress beachtet werden!

Die reine Behandlung des jeweiligen Symptoms ohne gleichzeitige Reduzierung der Ursachen, nämlich Angst und Stress, kann nicht zum Erfolg führen.
Ohne diese Reduzierung können Sie z.B. die zahnärztliche Versorgung gar nicht so schnell durchführen, wie der Patient seine Zähne durch Knirschen schädigt. Und das auch Tagsüber, weshalb auch eine Bruxismusschiene nur eingeschränkt wirkt.

Für eine langfristige Verbesserung der „Health Related Quality of Life" ist die Beachtung von Angst und Stress als Ursachen von Erkrankungen bei Autisten sowie die Erfassung aller akuten Krankheiten notwendig.

Behandlungsleitlinien für autistische Patienten finden Sie zum kostenlosen Download auf

www.barrierefrei.online

IV. NACHWORT

Zur Zeit klafft leider eine große Lücke zwischen der Häufigkeit und Ausprägung gesundheitlicher Probleme von Autisten auf der einen und deren Anteil an Praxispatienten andererseits.
Dies führte bisher nicht nur zu einer stark eingeschränkten gesundheitsbezogenen Lebensqualität, sondern auch zu einem erhöhten Risiko eines frühzeitigen Todes.
Die an diesen Problemen beteiligten Krankheiten finden sich in fast allen Fachrichtungen der Medizin.

Die Beseitigung der bisherigen Hürden und Barrieren, die einer adäquaten Versorgung von Menschen aus dem autistischen Spektrum im Wege stehen, ist dagegen mit überschaubaren Mitteln erreichbar!
Es ist zum einen das Verständnis der autismusspezifischen Verhaltensweisen und Kommunikation.
Zum anderen eine geringe Modifizierung bzw. Erweiterung der Praxisorganisation.

Wenn Sie eine dem Anteil an der Bevölkerung entsprechende Zahl an Autisten in ihrer Praxis haben – erst dann kann man von einer ausreichenden Versorgung dieser von Krankheit besonders betroffenen Patienten ausgehen.

Bisher sind von Bernhard J. Schmidt folgende Bücher erschienen:

Autist und Gesellschaft – Ein zorniger Perspektivenwechsel. Band 1: Autismus verstehen
Auch nach 70 Jahren ist es der Autismus-Forschung bis heute weder gelungen die steigende Zahl von Autismus-Diagnosen zu erklären, noch die Grundlagen von Autismus überhaupt zu verstehen. Damit steht die Forschung nicht nur der Hilfe für Autisten im Wege. Sie bereitet aufgrund der Verletzung von wissenschaftlichen Regeln auch den Boden für falsche und zudem schädliche Theorien. Dieses Buch bietet eine neue, kritische und wissenschaftliche Sichtweise aus der Perspektive der Sozial-Psychologie.
ISBN: 978-3734757402

Autist und Gesellschaft – Ein zorniger Perspektivenwechsel. Band 2: Hilfen für Autisten?
Brauchen Autisten Hilfen oder Therapien? Ist Autismus überhaupt eine Störung bzw. eine Krankheit? Und wenn Autismus keine Krankheit ist, wo haben dann die vielen Probleme von Autisten ihre Ursachen? Wo können Hilfen überhaupt ansetzen? Was sind die Ziele von Hilfen?
Diese und noch weitere Fragen beantwortet das Buch aus einer neuen, dynamischen Sicht der

Wechselwirkungen zwischen Autisten und Umwelt. Es richtet sich an Autisten, Eltern, Lehrer, Schulbegleiter und alle, die sich für Autismus interessieren.
ISBN: 978-3734792687

KLARTEXT kompakt:
Das Asperger Syndrom – für Eltern
Eltern und ihre Asperger-Kinder kommunizieren unterschiedlich. Dadurch kommt es leicht zu Missverständnissen und Schwierigkeiten. Autisten reden Klartext. Dies spiegelt sich auch in diesem Buch wieder. In kompakter Weise wird eine neue Sicht auf die Kommunikation zwischen Eltern und Asperger-Kindern aufgezeigt, in der vor allem deutlich wird, dass Autismus keine Entwicklungsstörung ist. Durch die andere Form der Kommunikation und Interaktion kann es zu einer Entwicklungsstörung kommen - muss es aber nicht! Das Verstehen dieser besonderen Form der Kommunikation und Interaktion vermeidet Missverständnisse und ebnet den Weg in ein zufriedenes, symptomfreies Leben.
ISBN: 978-3739216034

KLARTEXT kompakt:
Das Asperger Syndrom – für Lehrer
Immer mehr Lehrer werden mit Asperger Autisten als Schüler konfrontiert.
Neben der Frage "Was ist überhaupt Autismus?" steht gerade in der Schule die Aufgabe im Mittelpunkt, die autistischen Schüler in die Klassengemeinschaft zu integrieren.
Besonders im Umfeld Schule werden die Vorteile einer neuen sozial-psychologischen Sichtweise deutlich.
Mit dieser Perspektive lassen sich nicht nur die Besonderheiten von Autisten und daraus resultierende Schwierigkeiten, sondern auch Stärken und Fördermöglichkeiten erkennen.
In kompakter Form werden mittels dieses neuen Ansatzes das Asperger Syndrom und die schulrelevanten Aspekte dargestellt.
ISBN: 978-3739220086

KLARTEXT kompakt:
Das Asperger Syndrom – für Schulbegleiter
Warum brauchen Asperger Schüler trotz normaler Intelligenz überhaupt eine Schulbegleitung?
Wie und wo entstehen mögliche Probleme?
Und auf was sollte ein Schulbegleiter achten, was sind seine Aufgaben?
Auf der Basis einer sozial-psychologischen

Perspektive werden die möglichen Probleme von Asperger Schülern und ihre Ursachen dargestellt. Mit Hilfe der Berufe "Dolmetscher", "Lotse" und "Bodyguard" werden zudem auch die Aufgaben von Schulbegleitern erklärt.
ISBN: 978-3738645330

KLARTEXT kompakt:
Das Asperger Syndrom – für Arbeitgeber
Asperger Autisten verfügen sowohl über eine normale bis hohe Intelligenz als auch häufig über besondere Fähigkeiten.
Trotzdem finden Autisten leider selten einen adäquaten Arbeitsplatz. Doch die Beschäftigung von Menschen mit Asperger Syndrom ist nicht nur für deren Gesundheit und Wohlbefinden wichtig - sondern auch für die Arbeitgeber. Autisten aufgrund fehlender "Soft Skills" vom Arbeitsmarkt auszuschließen - schadet auch der Wirtschaft.
Dieses Buch möchte einen klaren und kurz gehaltenen Beitrag leisten zur Integration von Autisten in den ersten Arbeitsmarkt.
Es soll beitragen zum Verständnis von Asperger Autisten - als produktive Arbeitnehmer mit besonderen Fähigkeiten und Sichtweisen.
ISBN: 978-3739228082

Autismen: Aphorismen eines Autisten
"Gegen die Unbilden der Welt
und Mitmenschen gibt es
keinen Schutz für die Seele,
der nicht zugleich auch Kerker
wäre für diese."
ISBN: 978-3734760334

Vernunft und Freiheit – bei Thomas von Aquin
Ob eine "Islamisierung des Abendlandes" droht,
darüber kann man trefflich streiten.
Gewiss dagegen ist jedoch, dass wir in den letzten
Jahrzehnten bereitwillig das philosophische Wissen
von Jahrtausenden leichtfertig über Bord geworfen
haben. Für „Glasperlen und Wolldecken" haben
wir unsere Kulturgüter weggeschmissen.
Es wäre gut, sich wieder auf diese Güter zu
besinnen.
Auf Vernunft und Freiheit als Tätigkeitsvermögen.
ISBN: 978-3734760525